Imprimé par Amazon

Marie Dubois

Nutrition équilibrée pour une santé optimale.

Guide pratique pour une alimentation saine.

Sommaire

Introduction

Bienvenue dans « *Équilibre alimentaire pour une vie saine* ». Ce livre est le fruit de mes recherches, de mon expérience personnelle et professionnelle, ainsi que de ma conviction profonde que chacun de nous a le pouvoir de transformer sa vie par le biais de choix alimentaires judicieux.

Je m'appelle Marie Dubois, et je suis diététicienne-nutritionniste depuis plus de 15 ans. Ma passion pour la nutrition a été déclenchée par ma propre expérience de transformation grâce à des choix alimentaires éclairés. Mon parcours m'a conduite à aider de nombreuses personnes à atteindre leurs objectifs de santé grâce à une alimentation équilibrée. Je suis également une fervente défenseure de l'idée que la nutrition ne doit pas être source de privations, mais plutôt un moyen de savourer pleinement la vie tout en prenant soin de notre corps et de notre esprit. La nutrition est le carburant de notre corps et de notre esprit. Ce que nous mangeons a un impact direct sur notre énergie, notre vitalité, notre humeur et notre longévité. Une alimentation déséquilibrée peut être la source de nombreux problèmes de santé, allant de la fatigue chronique aux maladies graves. C'est pourquoi il est essentiel de comprendre comment choisir les bons aliments pour nourrir notre corps de manière optimale.

Ce livre s'adresse à tous ceux qui souhaitent améliorer leur santé, augmenter leur énergie, et vivre une vie plus épanouissante. Que vous soyez un néophyte en matière de nutrition ou que vous cherchiez à approfondir vos connaissances, vous trouverez dans ces pages des conseils pratiques et accessibles pour prendre des décisions alimentaires éclairées. Que vous soyez un parent souhaitant offrir une meilleure alimentation à votre famille, un athlète en quête de performance, ou tout simplement quelqu'un qui aspire à se sentir mieux dans sa peau, ce livre est conçu pour vous.

L'objectif de « *Équilibre alimentaire pour une vie saine* » est simple : vous donner les outils, les connaissances et la motivation nécessaires pour transformer votre vie grâce à une alimentation équilibrée. Dans ce livre, vous découvrirez des informations scientifiquement fondées sur la nutrition, des conseils pratiques que vous pourrez mettre en œuvre dès aujourd'hui, des exemples concrets de repas sains, et des astuces pour surmonter les défis courants liés à l'alimentation.

La structure du livre est conçue pour vous guider progressivement vers une meilleure compréhension de la nutrition équilibrée. Chaque chapitre aborde des sujets spécifiques, du rôle des macronutriments à la gestion des fringales, en passant par les bienfaits des aliments complets et des recettes délicieuses. Maintenant que vous avez une vue d'ensemble de ce que ce livre vous réserve, plongeons ensemble dans le monde passionnant de l'alimentation équilibrée pour une vie saine et épanouissante.

Chapitre 1

Les fondations de la nutrition équilibrée.

Dans ce chapitre, nous allons explorer les bases essentielles de la nutrition équilibrée.

Comprendre les macronutriments : Glucides, protéines, lipides :

Les macronutriments sont les composants de base de notre alimentation. Ils fournissent l'énergie nécessaire à notre corps pour fonctionner correctement. Comprendre ces macronutriments est essentiel pour prendre des décisions alimentaires éclairées.

Les glucides :
Nos principaux fournisseurs d'énergie.
Imaginez les glucides comme le carburant de votre voiture. Ils sont la principale source d'énergie pour notre corps et notre cerveau. Les glucides se trouvent dans une variété d'aliments, notamment les céréales, les légumes, les fruits, les légumineuses et les produits laitiers. Ils se décomposent en glucose, une forme de sucre qui est transportée dans le sang pour alimenter nos

cellules.

Il existe deux types principaux de glucides : les glucides complexes et les glucides simples.

Les glucides complexes, comme l'avoine, le riz brun et les légumes, sont riches en fibres et sont digérés lentement. Ils fournissent une libération d'énergie constante, évitant les pics de glycémie.

Les glucides simples, comme le sucre de table, les bonbons et les boissons sucrées, sont rapidement digérés et peuvent provoquer des pics de sucre dans le sang suivis d'une baisse d'énergie. Ils devraient être consommés avec modération.

Pour maintenir un équilibre nutritionnel, privilégiez les glucides complexes, car ils fournissent une énergie stable et sont riches en fibres, ce qui favorise la satiété et la santé digestive.

Les protéines :

Les bâtisseurs de notre corps.

Les protéines sont essentielles à la construction, à la réparation et à l'entretien de nos tissus corporels. Elles sont composées d'acides aminés, les « briques » de la protéine, et il existe 20 types d'acides aminés différents, dont 9 sont essentiels, ce qui signifie que notre corps ne peut pas les produire lui-même et doit les obtenir par le biais de notre alimentation. Les sources de protéines sont nombreuses : viandes maigres, volaille, poisson, œufs, produits laitiers, légumineuses (comme les lentilles et les haricots), tofu et fruits à coque. Il est important de varier vos sources de protéines pour obtenir une gamme complète d'acides aminés essentiels.

Les protéines sont également essentielles pour la régulation de nombreuses fonctions corporelles, telles que la production d'enzymes et d'hormones. Elles contribuent également à la satiété, vous aidant à vous sentir rassasié(e) plus longtemps.

Les lipides :

L'importance des graisses saines.

Les lipides, souvent mal compris, sont essentiels à notre santé. Ils jouent un rôle crucial dans la structure cellulaire, l'absorption des vitamines liposolubles (comme les vitamines A, D, E et K), et la production d'énergie. Cependant, tous les lipides ne se valent pas.

Les graisses saturées, présentes dans les produits d'origine animale et certains produits transformés, peuvent augmenter le taux de cholestérol dans le sang et le risque de maladies cardiaques. Elles devraient être consommées avec modération.

Les graisses insaturées, présentes dans les huiles végétales, les noix, les graines et les poissons gras (comme le saumon et le maquereau), sont bénéfiques pour la santé cardiaque. Elles sont riches en acides gras essentiels.

Les graisses trans, présentes dans les aliments transformés, sont nocives pour la santé et devraient être évitées autant que possible.

L'une des clés pour une alimentation saine est de privilégier les graisses insaturées, en particulier les acides gras oméga-3, qui ont des effets anti-inflammatoires et bénéfiques pour le cerveau.

En comprenant les rôles des glucides, des protéines et des lipides dans notre alimentation, vous serez mieux préparé(e) à faire des choix alimentaires équilibrés et à maintenir une santé optimale. Ces connaissances serviront de base solide pour les chapitres à venir, où nous explorerons comment combiner ces macronutriments pour créer des repas nutritifs et délicieux.

Les micronutriments essentiels : Vitamines et minéraux :

Nous allons plonger dans le monde fascinant

des micronutriments essentiels, à savoir les vitamines et les minéraux. Bien qu'ils soient nécessaires en quantités beaucoup plus petites par rapport aux macronutriments, ces composés sont essentiels pour maintenir un fonctionnement optimal de notre corps.

Les vitamines : Petites mais puissantes.

Les vitamines sont de petites molécules organiques qui jouent un rôle essentiel dans de nombreuses réactions biochimiques du corps. Chacune d'entre elles a des fonctions spécifiques, et une carence en une seule vitamine peut avoir un impact significatif sur votre santé. Voici un aperçu des vitamines essentielles :

Vitamine A :

Cruciale pour la vision, la santé de la peau, et le système immunitaire. On la trouve dans les carottes, les épinards et le foie.

Vitamines B (comme B1, B2, B3, B6, B12) : Jouent un rôle dans la production d'énergie, la formation de globules rouges, et la santé du système nerveux. Les sources incluent les céréales complètes, les légumes à feuilles vertes et les produits animaux.

Vitamine C :

Essentielle pour la croissance et la réparation des tissus, ainsi que pour le système immunitaire. Les agrumes, les fraises et les poivrons sont de bonnes sources.

Vitamine D :

Nécessaire pour l'absorption du calcium et la santé osseuse. Elle est produite par la peau lors de l'exposition au soleil et se trouve également dans les poissons gras et les produits laitiers.

Vitamine E :

Un antioxydant important qui protège les cellules des dommages oxydatifs. On la trouve dans les noix, les graines et les huiles végétales.

Vitamine K :

Essentielle pour la coagulation sanguine et la santé osseuse. Les légumes à feuilles vertes, le brocoli et les œufs sont de bonnes sources.

Les minéraux : Les éléments de base de la santé. Les minéraux sont des éléments inorganiques qui jouent un rôle fondamental dans diverses fonctions corporelles. Voici quelques minéraux essentiels :

Calcium :

Nécessaire pour la solidité des os et des dents, ainsi que pour la contraction musculaire et la transmission des signaux nerveux. On le trouve dans les produits laitiers, les légumes à feuilles vertes et les amandes.

Fer :

Essentiel pour le transport de l'oxygène dans

le sang. Les meilleures sources de fer comprennent la viande rouge, les lentilles et les épinards.

Magnésium :

Important pour la santé musculaire, la fonction nerveuse et la formation des os. Les graines, les noix, les légumes et le chocolat noir sont de bonnes sources.

Potassium :

Nécessaire pour le maintien de la pression artérielle et de l'équilibre hydrique. On le trouve dans les bananes, les pommes de terre et les légumes.

Zinc :

Essentiel pour la croissance, la cicatrisation des plaies et le fonctionnement du système immunitaire. On le trouve dans la viande, les fruits de mer et les noix.

Sélénium :

Un antioxydant qui protège les cellules contre les dommages. Les sources incluent les noix du Brésil, le poisson et la volaille.

Chacun de ces micronutriments joue un rôle clé dans la santé globale du corps. Une alimentation variée et équilibrée est essentielle pour s'assurer que vous obtenez suffisamment de ces vitamines et minéraux essentiels.

L'importance de l'hydratation.

L'eau est la substance la plus fondamentale pour la vie, et son rôle dans notre santé ne peut être sous-estimé. Elle constitue une partie essentielle de chaque cellule, organe et tissu de notre corps. Comprendre l'importance de l'hydratation est crucial pour maintenir notre santé et notre bien-être.

Notre corps est composé d'environ 60% d'eau, et cet élément vital est en constante circulation. L'eau remplit un certain nombre de rôles cruciaux :

Transport des nutriments et de l'énergie :
L'eau permet le transport des nutriments essentiels dans tout le corps, aidant ainsi à fournir de l'énergie aux cellules.

Élimination des déchets :
Elle est également essentielle pour éliminer les déchets métaboliques et les toxines du corps par le biais de l'urine, de la transpiration et des selles.

Thermorégulation :
L'eau régule la température corporelle en évacuant la chaleur excédentaire par la transpiration.

Lubrification des articulations :
Les articulations ont besoin d'un film mince de liquide synovial, composé en grande partie d'eau, pour fonctionner correctement.

Les signes de déshydratation.
Une hydratation inadéquate peut entraîner une gamme de problèmes de santé. Les signes de déshydratation peuvent varier en fonction de sa gravité, mais ils incluent généralement :

- Soif intense
- Urine foncée et concentrée
- Bouche sèche
- Fatigue
- Étourdissements
- Peau sèche
- Confusion mentale
- Crampes musculaires
- Rythme cardiaque rapide

La déshydratation sévère peut être dangereuse, nécessitant une intervention médicale immédiate. Il est donc essentiel de rester attentif à ces signes, en particulier par temps chaud ou lors d'une activité physique intense.

Les besoins hydriques individuels.
Les besoins en eau varient d'une personne à l'autre en fonction de nombreux facteurs, notamment l'âge, le sexe, le poids, l'activité physique et les conditions environnementales. En moyenne, un adulte a besoin d'environ 2 à 3 litres d'eau par jour, mais cela peut augmenter considérablement en cas de chaleur, d'exercice intense ou de maladie.
Une bonne règle à suivre est d'écouter votre corps. Si vous avez soif, c'est un signe que votre corps a besoin d'eau. Ne négligez pas cette sensation.

L'hydratation et la nutrition.
L'hydratation est étroitement liée à l'alimentation équilibrée. De nombreux aliments, en particulier les fruits et les légumes, sont riches en eau. En les intégrant dans votre alimentation, vous pouvez contribuer à votre hydratation quotidienne tout en bénéficiant des nutriments essentiels qu'ils apportent.

L'hydratation est un pilier de la santé et du bien-être. Prendre soin de votre corps en fournissant une hydratation adéquate est aussi important que de choisir les bons aliments. Restez attentif à votre consommation d'eau, écoutez votre corps et assurez-vous de maintenir un équilibre hydrique optimal pour une santé optimale.

Ce chapitre constitue la base de votre compréhension de la nutrition équilibrée. En comprenant ces fondamentaux, vous serez mieux préparé(e) à faire des choix alimentaires éclairés qui soutiennent votre santé et votre bien-être.

Chapitre 2

Les aliments à favoriser

Dans ce chapitre, nous explorerons en détail les types d'aliments qui devraient occuper une place centrale dans votre alimentation pour favoriser une santé optimale. Nous allons découvrir la pyramide alimentaire, identifier les aliments riches en nutriments essentiels, explorer les bienfaits des fruits et légumes, discuter des sources de protéines maigres et mettre en lumière les bons gras pour votre santé.

La pyramide alimentaire :
Une approche visuelle.

La pyramide alimentaire est une représentation visuelle puissante qui nous guide vers une alimentation équilibrée et saine. Elle divise les aliments en catégories en fonction de leur importance dans notre alimentation quotidienne. Comprendre cette pyramide peut vous aider à planifier des repas équilibrés.

À la base de la pyramide se trouvent les glucides complexes. Ces aliments devraient constituer la majeure partie de votre alimentation quotidienne. Les glucides complexes sont riches en amidon et en fibres, ce qui signifie qu'ils sont digérés lentement et fournissent une source d'énergie stable. Voici quelques exemples d'aliments de cette catégorie :

- Les céréales complètes comme l'avoine, le riz brun et le quinoa.
- Les légumes, y compris les pommes de terre, les carottes et les épinards.
- Les légumineuses telles que les lentilles, les pois chiches et les haricots.
- Les fruits comme les pommes, les bananes et les baies.

Ces aliments riches en glucides complexes fournissent des nutriments essentiels, des fibres pour la satiété et une énergie stable tout au long de la journée.

Au niveau moyen de la pyramide, vous trouverez les protéines maigres et les produits laitiers. Les protéines sont essentielles pour la croissance, la réparation et la satiété. Les produits laitiers, en plus de fournir des protéines, sont une excellente source de calcium pour la santé osseuse. Voici quelques exemples d'aliments de cette catégorie :

- Les volailles comme le poulet et la dinde (sans la peau).
- Les poissons tels que le saumon, le thon et la truite.
- Les produits laitiers faibles en matières grasses, comme le yaourt et le lait écrémé.
- Les alternatives aux produits laitiers, comme le lait d'amande ou le fromage à base de plantes.

Ces aliments sont essentiels pour la croissance musculaire, la régénération des tissus et la fourniture de protéines de haute qualité.

En haut de la pyramide se trouvent les graisses saines et les sucres. Les graisses saines, telles que les graisses monoinsaturées et polyinsaturées trouvées dans les noix et les avocats, sont importantes pour la santé du cœur et du cerveau. Cependant, elles devraient être consommées avec modération. Les sucres et les aliments riches en graisses saturées et trans, comme les bonbons et les aliments transformés, devraient également être limités.
Les graisses saines : Les avocats, les noix, les

graines et l'huile d'olive sont d'excellentes sources de graisses saines qui favorisent la santé.

Les sucres et les graisses mauvaises pour la santé : Les bonbons, les pâtisseries, les boissons sucrées et les aliments riches en graisses saturées ou trans devraient être consommés avec parcimonie.

La pyramide alimentaire offre un guide simple mais puissant pour une alimentation équilibrée. En suivant cette approche visuelle, vous pouvez mieux comprendre les priorités alimentaires et créer des repas qui soutiennent votre santé optimale.

Les aliments riches en nutriments essentiels.

Certaines catégories d'aliments se distinguent par leur richesse en nutriments essentiels, ce qui en fait des éléments clés d'une alimentation équilibrée. Lorsque vous incluez ces aliments dans votre régime alimentaire, vous vous assurez de recevoir un large éventail de vitamines, de minéraux, d'antioxydants et d'autres composés bénéfiques pour votre santé.

Les épinards sont un exemple exceptionnel

d'aliments riches en nutriments essentiels. Ils sont une source abondante de vitamines A, C et K. La vitamine A est essentielle pour la vision, la vitamine C soutient le système immunitaire et la vitamine K est cruciale pour la coagulation sanguine et la santé des os.

De plus, les épinards contiennent du fer, un minéral nécessaire pour le transport de l'oxygène dans le sang, ainsi que des fibres, qui favorisent une digestion saine et une sensation de satiété.

Les baies, comme les fraises, les framboises, les myrtilles et les mûres, sont riches en antioxydants, notamment la vitamine C et les flavonoïdes. Les antioxydants aident à protéger les cellules du corps des dommages causés par les radicaux libres, ce qui peut réduire le risque de maladies chroniques et soutenir la santé du cerveau.

De plus, les baies sont une source de fibres, ce qui les rend excellentes pour réguler la glycémie, soutenir la digestion et maintenir un poids corporel sain.

Le saumon est un poisson gras qui regorge d'acides gras oméga-3, tels que l'acide eicosapentaénoïque (EPA) et l'acide docosahexaénoïque (DHA). Ces acides gras sont essentiels pour la santé cardiaque, car ils réduisent l'inflammation, abaisser la pression artérielle et améliorer la fonction des vaisseaux sanguins.

En plus des oméga-3, le saumon est une excellente source de protéines de haute qualité, de vitamine D et de sélénium, renforçant ainsi son statut d'aliment riche en nutriments.

Les œufs sont une source concentrée de nutriments essentiels. Ils fournissent des protéines de haute qualité contenant tous les acides aminés essentiels. De plus, les œufs sont riches en vitamines B, notamment la vitamine B12, qui est essentielle pour la fonction nerveuse, et la choline, un nutriment important pour la santé du cerveau.

Les œufs sont également abordables et polyvalents, ce qui les rend faciles à intégrer dans de nombreux plats.

Les haricots, tels que les lentilles, les pois chiches et les haricots noirs, sont une source exceptionnelle de protéines végétales. Ils sont également riches en fibres, en fer, en folate et en antioxydants. Les haricots sont un choix idéal pour les végétariens et les végétaliens pour obtenir des protéines de qualité et des nutriments essentiels.

En incluant ces aliments riches en nutriments essentiels dans votre alimentation, vous maximisez votre apport en vitamines, minéraux et autres composés bénéfiques pour votre santé. Ils sont également délicieux et polyvalents, ce qui les rend faciles à intégrer dans une variété de plats.

Les bienfaits des fruits et légumes.

Les fruits et légumes sont des joyaux de la nature, riches en vitamines, minéraux, fibres et antioxydants qui apportent de nombreux bienfaits pour la santé. Intégrer une variété de fruits et légumes dans votre alimentation quotidienne peut avoir un impact significatif sur votre bien-être global.

Par exemple, les agrumes, tels que les oranges et les pamplemousses, sont riches en vitamine C, qui renforce le système immunitaire et favorise la santé de la peau. Les légumes à feuilles vertes, comme les épinards et le chou frisé, sont chargés de vitamine K, qui est essentielle pour la coagulation sanguine et la santé des os.

Les fruits et légumes contiennent une variété d'antioxydants, tels que les flavonoïdes et les caroténoïdes, qui aident à protéger les cellules du corps contre les dommages causés par les radicaux libres. Cette protection contre l'oxydation peut réduire le risque de maladies chroniques, notamment les maladies cardiaques et le cancer.

Les fibres alimentaires présentes dans les fruits et légumes jouent un rôle essentiel dans la digestion. Elles favorisent une digestion régulière en prévenant la constipation et en soutenant la santé intestinale. De plus, les fibres contribuent à réguler la glycémie, ce qui est particulièrement important pour les personnes atteintes de diabète ou à risque de développer cette maladie.

Une alimentation riche en fruits et légumes a été associée à une réduction significative du risque de nombreuses maladies chroniques. Les régimes riches en ces aliments sont liés à une meilleure santé cardiaque, à une diminution de la pression artérielle, à une gestion du poids plus efficace et à une réduction du risque de certains types de cancer.

Des études ont montré que la consommation régulière de fruits et légumes est liée à une meilleure santé mentale. Les antioxydants et les nutriments contenus dans ces aliments peuvent avoir un impact positif sur l'humeur, la cognition et la prévention des troubles mentaux.

Les caroténoïdes, présents dans des légumes tels que les carottes et les patates douces, peuvent donner à la peau une teinte plus saine et protéger contre les dommages causés par le soleil. Les vitamines C et E, présentes dans les agrumes et les noix, favorisent également une peau radieuse.

Les fruits et légumes sont riches en fibres, ce qui favorise la satiété. Lorsqu'ils sont consommés en quantités appropriées, ils peuvent contribuer au contrôle du poids en réduisant l'appétit pour les aliments moins sains et en maintenant une sensation de plénitude plus longtemps.

Les bienfaits des fruits et légumes sont innombrables. Ils constituent un pilier essentiel d'une alimentation équilibrée et d'un mode de vie sain. En les incluant régulièrement dans vos repas et en variant votre sélection, vous pouvez maximiser les avantages pour votre santé à long terme.

Les sources de protéines maigres.

Les protéines sont des éléments fondamentaux de notre alimentation, essentielles pour la croissance, la réparation et le maintien des tissus corporels. Cependant, toutes les sources de protéines ne sont pas égales en termes de teneur en matières grasses et de qualité nutritionnelle. Les sources de protéines maigres sont particulièrement précieuses car elles fournissent une excellente dose de protéines sans l'excès de graisses saturées que l'on trouve souvent dans les protéines animales.

Le poulet est l'une des sources de protéines maigres les plus populaires et largement disponibles. Le poulet sans peau, en particulier la poitrine, est une excellente source de protéines de haute qualité. Il est faible en matières grasses saturées et fournit des nutriments essentiels comme la vitamine B6, le sélénium et le phosphore. Vous pouvez préparer le poulet de nombreuses manières, ce qui en fait un ingrédient polyvalent pour une alimentation saine.

Les poissons maigres, tels que le tilapia, le merlan, la sole et la morue, sont des choix exceptionnels pour les protéines maigres. Ils sont riches en protéines, faibles en matières grasses et contiennent des acides gras oméga-3 bénéfiques pour la santé cardiaque. Les poissons sont également une excellente source de vitamines et de minéraux, notamment la vitamine D et le sélénium.

Le tofu, issu du soja, est une source de

protéines végétaliennes maigres. Il est riche en protéines et constitue une base polyvalente pour de nombreuses recettes végétariennes et végétaliennes. De plus, il est souvent enrichi en calcium et en vitamine D pour une alternative aux produits laitiers.

Les alternatives aux produits laitiers, comme le lait d'amande, le lait de soja et le yaourt à base de plantes, peuvent également être des sources de protéines maigres, en particulier lorsqu'elles sont non sucrées et enrichies en protéines.

Les légumineuses, telles que les lentilles, les pois chiches, les haricots noirs et les pois, sont riches en protéines végétales, en fibres et en une variété de vitamines et de minéraux. Bien qu'elles contiennent des glucides, leur teneur en matières grasses est généralement faible. Les légumineuses sont une option idéale pour les végétariens et les végétaliens, ainsi que pour ceux qui recherchent des sources de protéines maigres d'origine végétale.

Si vous appréciez la viande rouge, optez pour des coupes maigres telles que le filet mignon, le bifteck de flanc ou le rôti de surlonge. Bien qu'elles contiennent un peu plus de matières grasses que le poulet ou le poisson, elles sont toujours considérées comme des sources de protéines maigres lorsqu'elles sont préparées de manière saine.

En intégrant ces sources de protéines maigres dans votre alimentation, vous pouvez bénéficier des avantages des protéines tout en maintenant un apport calorique et en matières grasses globalement faible, ce qui est essentiel pour une alimentation saine et équilibrée.

Les bons gras pour votre santé.

Il est important de comprendre que tous les gras ne sont pas mauvais pour votre santé. En fait, certains types de graisses sont essentiels et bénéfiques pour le corps. Les bons gras, ou graisses saines, jouent un rôle vital dans de nombreuses fonctions corporelles et peuvent contribuer à une santé optimale. Voici quelques-uns des bons gras à inclure dans votre alimentation.

Les graisses monoinsaturées se trouvent dans une variété d'aliments et d'huiles et sont associées à plusieurs avantages pour la santé.

Les avocats : Riches en graisses monoinsaturées, les avocats favorisent la santé cardiaque, réduisent le cholestérol LDL (le « mauvais » cholestérol) et augmentent le cholestérol HDL (le « bon » cholestérol).

Les noix : Les noix, comme les amandes, les noix de cajou et les noix de macadamia, contiennent des graisses monoinsaturées et sont une excellente source de protéines et de fibres.

L'huile d'olive : L'huile d'olive extra vierge est l'une des principales sources de graisses monoinsaturées. Elle est couramment utilisée dans la cuisine méditerranéenne et est associée à une réduction du risque de maladies cardiaques.

Les graisses polyinsaturées, en particulier les acides gras oméga-3 et oméga-6, sont essentielles pour la santé du cerveau, la réduction de l'inflammation et la régulation de la pression artérielle. Deux types d'acides gras oméga-3, l'acide eicosapentaénoïque (EPA) et l'acide docosahexaénoïque (DHA), se trouvent principalement dans les poissons gras, tels que le saumon, le maquereau et les sardines. Les graisses polyinsaturées se trouvent également dans :

Les graines de lin : Elles sont riches en acide alpha-linolénique (ALA), un type d'oméga-3, et peuvent être bénéfiques pour la santé cardiaque.

Les graines de chia : Elles sont une excellente source d'ALA, de fibres et de protéines.

Les poissons gras tels que le saumon, le

maquereau, le thon et les sardines sont riches en acides gras oméga-3. Ces graisses sont connues pour leurs bienfaits sur la santé cardiaque, la réduction de l'inflammation et la promotion d'une fonction cérébrale optimale.

En intégrant judicieusement ces sources de bons gras dans votre alimentation, vous pouvez améliorer votre santé globale, réduire le risque de maladies chroniques et favoriser une meilleure fonction cérébrale. Assurez-vous de les consommer avec modération et de maintenir un équilibre dans votre alimentation pour des résultats optimaux.

De même, en comprenant ces principes de base sur les aliments à favoriser, vous serez mieux préparé(e) à créer des repas sains et équilibrés qui soutiendront votre santé optimale. Ce chapitre vous offre des bases solides pour prendre des décisions alimentaires éclairées et délicieuses.

Chapitre 3

Les aliments à éviter ou limiter.

Dans ce chapitre, nous allons aborder les aliments que vous devriez éviter ou limiter dans votre alimentation pour maintenir une santé optimale. Il est important de comprendre les effets négatifs de certains aliments et habitudes alimentaires afin de prendre des décisions éclairées pour votre bien-être. Nous discuterons des dangers des sucres ajoutés, des méfaits des aliments transformés, de la modération dans la consommation d'alcool, ainsi que des graisses saturées et trans à éviter.

Les dangers des sucres ajoutés.

Les sucres ajoutés sont omniprésents dans notre alimentation moderne, mais ils présentent des risques significatifs pour notre santé. Comprendre ces dangers est essentiel pour prendre des décisions éclairées en matière d'alimentation.

Les sucres ajoutés sont des calories vides, ce qui signifie qu'ils fournissent de l'énergie sans offrir de nutriments essentiels. Lorsque nous consommons une grande quantité de calories vides, notre corps peut stocker l'excès sous forme de graisse. Une consommation excessive de sucres ajoutés est liée à la prise de poids et à l'obésité, ce qui augmente le risque de nombreuses maladies chroniques, dont le diabète de type 2 et les maladies cardiaques.

Les sucres ajoutés, en particulier les sucres raffinés et les sirops, sont rapidement absorbés dans le sang, provoquant une augmentation rapide de la glycémie. En réponse, le pancréas libère de l'insuline pour abaisser la glycémie. Une exposition fréquente à des pics de glycémie et d'insuline peut contribuer à l'insulino-résistance, un facteur de risque majeur du diabète de type 2.

L'insulino-résistance, causée par des niveaux élevés d'insuline dans le sang, peut progresser vers le diabète lorsque le pancréas ne parvient plus à maintenir des niveaux de glucose normaux. Le diabète de type 2 est une maladie chronique grave qui peut entraîner des complications telles que des problèmes cardiaques, des lésions nerveuses et des problèmes de vision.

La consommation excessive de sucres ajoutés est liée à un risque accru de maladies cardiaques. Elle peut augmenter les niveaux de triglycérides, un type de graisse sanguine associé aux maladies cardiaques. De plus, les sucres ajoutés peuvent contribuer à la formation de plaque dans les artères, augmentant ainsi le risque de blocages et d'accidents vasculaires cérébraux.

Les sucres ajoutés sont également un ennemi redoutable pour la santé dentaire. Les bactéries dans la bouche se nourrissent de sucres, produisant de l'acide qui attaque l'émail des dents. Une exposition fréquente aux sucres ajoutés peut entraîner des caries dentaires et des problèmes de gencives.

Certaines recherches suggèrent que les sucres ajoutés peuvent être addictifs pour certaines personnes. Ils peuvent déclencher des réponses neurologiques similaires à celles provoquées par les drogues, ce qui peut entraîner une dépendance à certains aliments riches en sucres.

Il est essentiel de lire les étiquettes des aliments et de surveiller votre consommation de sucres ajoutés. Privilégiez une alimentation riche en aliments naturels et non transformés, et évitez les boissons sucrées et les collations riches en sucre. En limitant votre consommation de sucres ajoutés, vous pouvez réduire le risque de nombreux problèmes de santé graves et améliorer votre bien-être général.

Les aliments transformés, omniprésents dans nos supermarchés et nos vies occupées, cachent souvent des conséquences néfastes pour notre santé. Comprendre ces méfaits est essentiel pour prendre des décisions alimentaires éclairées et préserver notre bien-être.

Les aliments transformés sont souvent chargés de sucres ajoutés, de sel et de graisses saturées et trans. Ces ingrédients améliorent la saveur, la texture et la durée de conservation des aliments, mais leur excès est problématique.

Une alimentation riche en ces éléments peut entraîner une pression artérielle élevée, une prise de poids excessive et une augmentation du risque de maladies cardiaques, de diabète de type 2 et d'autres problèmes de santé chroniques.

Les aliments transformés sont souvent dépourvus de nombreux nutriments essentiels, tels que les vitamines, les minéraux et les fibres alimentaires. Les processus de transformation éliminent ou dégradent souvent ces éléments vitaux.

Une alimentation riche en aliments transformés peut entraîner des carences nutritionnelles, affaiblissant le système immunitaire, perturbant la croissance chez les enfants et contribuant à la fatigue.

Les aliments transformés contiennent fréquemment des additifs alimentaires, des colorants, des exhausteurs de goût et des conservateurs. Bien que la plupart d'entre eux soient considérés comme sans danger, certains posent des questions quant à leurs effets sur la santé à long terme.

Certains individus peuvent présenter des réactions allergiques aux additifs alimentaires, et la surconsommation d'aliments contenant ces substances peut entraîner des problèmes digestifs. La sécurité à long terme de certains additifs reste incertaine.

Les aliments transformés sont conçus pour être appétissants et parfois addictifs. Leur composition en sel, en sucre et en matières grasses est élaborée pour stimuler l'appétit et inciter à la surconsommation.

Une surconsommation d'aliments transformés peut contribuer à une prise de poids non désirée et à des problèmes de santé associés.

Des recherches suggèrent que la consommation excessive d'aliments transformés riches en sucre et en graisses malsaines peut influencer la santé mentale. Des liens ont été établis entre une alimentation riche en aliments transformés et des troubles de l'humeur, notamment la dépression et l'anxiété.

Bien que les mécanismes exacts ne soient pas entièrement compris, il est évident que l'alimentation joue un rôle dans la santé mentale.

Il est essentiel de réduire la consommation d'aliments transformés autant que possible et de favoriser une alimentation composée principalement d'aliments naturels et non transformés. En suivant cette approche, vous pouvez réduire le risque de développer de nombreuses maladies chroniques et améliorer votre bien-être général. La clé réside dans la lecture attentive des étiquettes des aliments, la cuisine maison et la préférence pour des choix plus sains et naturels.

Voici deux applications populaires qui peuvent vous aider à identifier le contenu des aliments transformés en scannant les codes-barres ou en saisissant des informations :

Yuka : Cette application permet aux utilisateurs de scanner les codes-barres des produits alimentaires pour obtenir des informations sur leur qualité nutritionnelle. Elle attribue une note basée sur la qualité des ingrédients, la teneur en sucres, en sel et en graisses, ainsi que la présence d'additifs. Yuka propose également des alternatives plus saines pour les produits notés moins bien.

Open food facts : C'est une base de données alimentaire collaborative mondiale. L'application permet aux utilisateurs de scanner les codes-barres des produits pour accéder à des informations détaillées sur leur composition nutritionnelle, les additifs, les allergènes, et bien plus encore. C'est une ressource riche en informations sur une grande variété de produits alimentaires.

Ces applications peuvent être d'une grande aide pour prendre des décisions alimentaires plus éclairées et choisir des produits alimentaires plus sains lorsque vous faites vos courses.

La modération dans la consommation d'alcool.

La consommation d'alcool est une partie intégrante de nombreuses cultures à travers le monde, mais elle doit être pratiquée avec modération pour préserver la santé. Comprendre les principes de la consommation modérée d'alcool est essentiel pour éviter les risques pour la santé liés à une consommation excessive.

Il est important de noter que la consommation modérée d'alcool peut avoir des avantages potentiels pour la santé. Des études ont suggéré que de petites quantités d'alcool, en particulier de vin rouge, peuvent être associées à une réduction du risque de maladies cardiaques. Cependant, il est essentiel de comprendre que ces avantages sont généralement observés chez les personnes qui consomment de manière très modérée, souvent un verre par jour.

La consommation excessive d'alcool peut avoir de graves répercussions sur la santé physique et mentale. Les risques associés à une consommation excessive comprennent :

Maladies du foie :

Une consommation excessive d'alcool peut entraîner des maladies du foie telles que la stéatose hépatique, l'hépatite alcoolique, la cirrhose et le cancer du foie.

Problèmes cardiovasculaires :

Une consommation excessive est associée à une augmentation de la pression artérielle, à des arythmies cardiaques et à un risque accru de maladies cardiaques.

Troubles mentaux :

L'abus d'alcool peut contribuer à des problèmes de santé mentale, notamment la dépression et l'anxiété. Il peut également augmenter le risque de dépendance.

Accidents et blessures :

La consommation excessive d'alcool est un facteur de risque majeur d'accidents de la route, de chutes et de blessures.

Dépendance à l'alcool :

Une consommation excessive et régulière d'alcool peut entraîner une dépendance à l'alcool, ce qui peut avoir un impact dévastateur sur la vie personnelle et professionnelle.

Il est important de noter que la consommation modérée d'alcool ne signifie pas que l'alcool est nécessaire à une alimentation saine. Si vous choisissez de boire de l'alcool, faites-le de manière responsable et en tenant compte de vos propres limites. Il est préférable de consulter un professionnel de la santé pour des recommandations spécifiques à votre situation individuelle, en particulier si vous avez des antécédents de problèmes de santé liés à l'alcool. La clé réside dans la modération, la connaissance de vos limites et la prise de décisions éclairées en matière de consommation d'alcool pour maintenir une santé optimale.

Les graisses saturées et trans à éviter.

Les graisses saturées et trans sont deux types de graisses alimentaires connues pour leurs effets négatifs sur la santé. Il est essentiel de comprendre ces graisses et de les éviter autant que possible pour maintenir une alimentation saine et prévenir les maladies chroniques.

Les graisses saturées sont généralement solides à température ambiante et se trouvent principalement dans les produits d'origine animale, tels que la viande grasse, le beurre, le fromage et la charcuterie. Elles sont également présentes dans certaines huiles végétales, notamment l'huile de palme et l'huile de coco. Les graisses saturées sont associées à une augmentation du cholestérol LDL (le « mauvais » cholestérol), ce qui peut contribuer au développement de maladies cardiaques. Une consommation excessive de graisses saturées peut également favoriser l'accumulation de plaque dans les artères, augmentant ainsi le risque d'accidents vasculaires cérébraux et d'infarctus.

Limitez la consommation d'aliments riches en graisses saturées en optant pour des coupes de viande maigres, en limitant la consommation de produits laitiers riches en matières grasses et en utilisant des huiles végétales saines, telles que l'huile d'olive, pour la cuisson.

Les graisses trans, également appelées graisses partiellement hydrogénées, sont des graisses artificielles créées par un processus de modification chimique des huiles végétales liquides pour les rendre solides à température ambiante. Elles étaient autrefois couramment utilisées dans les aliments transformés pour améliorer leur texture et leur durée de conservation.

Les graisses trans sont particulièrement néfastes pour la santé. Elles augmentent le cholestérol LDL, réduisent le cholestérol HDL (le « bon » cholestérol) et contribuent de manière significative au risque de maladies cardiaques. Les graisses trans sont désormais largement reconnues comme étant si nocives qu'elles ont été interdites ou fortement réglementées dans de nombreux pays.

Évitez les aliments qui contiennent des graisses trans, notamment les produits de boulangerie commerciaux, les collations frites et les aliments frits. Lisez attentivement les étiquettes des aliments pour rechercher la présence de « graisses partiellement hydrogénées » dans la liste des ingrédients.

Pour maintenir une alimentation saine, privilégiez les graisses insaturées plus saines, notamment :

Les graisses monoinsaturées : Trouvées dans l'huile d'olive, les avocats, les noix et les graines de sésame.

Les graisses polyinsaturées : Trouvées dans les poissons gras (saumon, maquereau), les graines de lin et les noix.

Ces graisses sont associées à des avantages pour la santé, notamment la réduction du risque de maladies cardiaques et d'inflammation. Il est important de maintenir un équilibre entre ces graisses saines et de limiter la consommation de graisses saturées et trans pour favoriser une santé optimale.

En comprenant les effets néfastes de ces habitudes alimentaires et en les évitant ou en les limitant, vous pouvez contribuer à maintenir une santé optimale. Il est important de prendre des décisions éclairées et de favoriser une alimentation équilibrée pour un bien-être durable.

Chapitre 4

Les portions et l'équilibre.

Apprendre à bien gérer les quantités que vous consommez et à équilibrer les groupes alimentaires est essentiel pour une santé optimale.

Comment estimer les portions adéquates.

Estimer les portions adéquates est un aspect essentiel de la gestion d'une alimentation équilibrée. Cela vous aide à éviter la surconsommation tout en garantissant que votre corps reçoit les nutriments dont il a besoin. Voici quelques conseils pour vous aider à estimer les portions de manière pratique et réaliste :

Utilisez vos mains comme guide :

Votre main peut être un outil simple pour estimer les portions. Par exemple :

La taille de votre paume (sans les doigts) peut représenter la portion de protéines (viande, poisson, tofu).

Votre poing fermé est une estimation de la portion de légumes ou de fruits.

La pointe de votre pouce équivaut à environ

une cuillère à soupe, utile pour mesurer les graisses (huile, beurre, noix).

Gardez à l'esprit que ces estimations sont basées sur la taille de votre main, ce qui signifie qu'elles sont proportionnelles à votre propre taille corporelle.

Les emballages d'aliments fournissent souvent des informations sur les portions recommandées. Consultez-les pour avoir une idée précise de ce que vous mangez. Les étiquettes peuvent également vous indiquer combien de calories, de protéines, de glucides, de graisses, et d'autres nutriments sont présents dans une portion donnée. Les applications de smartphone du précédent chapitre vous seront très utiles.

Votre corps est généralement bon pour vous indiquer quand il a faim et quand il est rassasié. Prêtez attention à ces signaux. Mangez lorsque vous avez faim et arrêtez-vous lorsque vous vous sentez satisfait, même s'il reste de la nourriture dans votre assiette. La surconsommation peut être évitée en écoutant votre corps.

Avec le temps, vous pouvez apprendre à reconnaître visuellement ce à quoi ressemblent les portions standard. Par exemple, une portion de viande est généralement de la taille d'un jeu de cartes, une portion de fromage est similaire à un dé, et une portion de pâtes cuites équivaut à environ la taille d'un poing.

Si vous avez besoin de mesures plus précises, des outils de mesure de cuisine tels que des tasses à mesurer et des balances alimentaires peuvent être utiles. Cela est particulièrement important lorsque vous suivez un régime alimentaire spécifique ou lorsque vous devez surveiller de près votre apport calorique.

Les restaurants et les fast-foods ont souvent des portions beaucoup plus grandes que ce dont vous avez réellement besoin. Lorsque vous mangez à l'extérieur, envisagez de partager un plat avec un ami ou de demander une boîte pour emporter la moitié de votre repas.

L'estimation des portions adéquates peut nécessiter de la pratique, mais elle devient plus intuitive avec le temps. L'objectif est de manger de manière consciente, en prenant en compte à la fois la quantité et la qualité des aliments que vous consommez pour maintenir un équilibre nutritionnel et une santé optimale.

L'importance de l'équilibre entre les groupes alimentaires.

L'équilibre entre les groupes alimentaires est un principe fondamental pour une alimentation saine et équilibrée. Chaque groupe alimentaire apporte des nutriments essentiels nécessaires au bon fonctionnement de notre corps. Comprendre cet équilibre est essentiel pour maintenir une santé optimale. Voici pourquoi :

Chaque groupe alimentaire offre une variété de nutriments essentiels. Les glucides fournissent de l'énergie, les protéines sont essentielles à la croissance et à la réparation des tissus, les graisses saines soutiennent la santé du cerveau et du cœur, les fruits et légumes regorgent de vitamines, de minéraux et de fibres, tandis que les produits laitiers et les sources alternatives de calcium maintiennent des os forts. Un équilibre entre ces groupes alimentaires garantit que vous obtenez une gamme complète de nutriments pour maintenir un bon état de santé.

L'équilibre entre les glucides, les protéines et les graisses dans votre alimentation peut aider à maintenir des niveaux de glucose sanguin stables. Les glucides fournissent une énergie rapide, les protéines offrent une libération d'énergie plus lente et les graisses contribuent à la satiété. Combiner ces nutriments dans un repas équilibré peut éviter les pics et les chutes brutales de glycémie, ce qui est particulièrement important pour les personnes atteintes de diabète ou pour maintenir l'énergie tout au long de la journée.

L'équilibre entre les groupes alimentaires peut jouer un rôle essentiel dans la gestion du poids. Les protéines et les graisses saines, par exemple, contribuent à la satiété, ce qui peut vous aider à manger moins et à éviter les fringales. Les glucides complexes, tels que les céréales complètes, fournissent de l'énergie durable tout en vous évitant de grignoter entre les repas.

Une alimentation équilibrée riche en fruits, légumes et sources de protéines maigres peut contribuer à la prévention de nombreuses maladies chroniques, notamment les maladies cardiaques, le diabète de type 2 et certains types de cancer. Les graisses saines, comme celles que l'on trouve dans l'huile d'olive et les noix, sont liées à une meilleure santé cardiovasculaire.

L'équilibre entre les groupes alimentaires favorise également une digestion saine. Les fibres alimentaires présentes dans les légumes, les fruits et les céréales complètes favorisent le transit intestinal et la santé du microbiote intestinal.

Un repas équilibré est non seulement nutritif mais aussi satisfaisant. L'équilibre entre les saveurs, les textures et les types d'aliments dans un repas contribue à une expérience alimentaire plus agréable, ce qui peut rendre plus facile le maintien d'une alimentation saine à long terme.

En fin de compte, l'équilibre entre les groupes alimentaires signifie que vous n'avez pas besoin d'éliminer complètement un groupe alimentaire pour maintenir une alimentation saine. Il s'agit plutôt de faire des choix judicieux au sein de chaque groupe alimentaire pour créer des repas équilibrés et nutritifs qui répondent aux besoins de votre corps.

Les repas équilibrés pour toute la journée.

L'équilibre nutritionnel ne se limite pas à un seul repas, il doit être maintenu tout au long de la journée. Voici comment construire des repas équilibrés pour chaque moment de la journée :

Petit-déjeuner

Le petit-déjeuner est souvent considéré comme le repas le plus important de la journée, car il fournit l'énergie nécessaire pour commencer la journée. Un petit-déjeuner équilibré devrait inclure :

Des glucides complets : Optez pour des céréales complètes comme l'avoine, le quinoa ou le pain complet. Les glucides fournissent de l'énergie durable.

Des protéines : Les œufs, le yaourt grec, ou même du fromage faible en gras ajoutent des protéines pour vous rassasier.

Des graisses saines : Les graisses saines comme celles trouvées dans les noix, les graines ou l'avocat peuvent être ajoutées pour un apport équilibré en graisses.

Des fruits ou des légumes : Ajoutez des fruits frais ou des légumes à votre petit-déjeuner pour obtenir des vitamines, des minéraux et des fibres.

Déjeuner

Le déjeuner est un moment clé pour recharger votre énergie en milieu de journée. Un déjeuner équilibré peut inclure :

Une source de protéines maigres : Du poulet grillé, du poisson, des légumineuses ou du tofu fournissent des protéines.

Des glucides complets : Les grains entiers comme le riz brun, le quinoa ou les pâtes de blé entier sont d'excellentes options.

Des légumes : Remplissez la moitié de votre assiette de légumes pour obtenir des vitamines et des fibres.

Une petite quantité de graisses saines : Une vinaigrette à base d'huile d'olive ou quelques noix peuvent être ajoutées pour la saveur et les graisses saines.

Collations de l'après-midi

Les collations de l'après-midi peuvent vous éviter de ressentir une grande faim entre les repas. Choisissez des collations équilibrées, telles que :

Des fruits : Une pomme, des baies ou une banane sont d'excellentes options.

Des produits laitiers faibles en gras : Un yaourt grec ou une portion de fromage à faible teneur en matières grasses est une source de protéines.

Des légumes et de l'houmous : Les carottes, le concombre et le céleri trempés dans de l'houmous constituent une collation saine et équilibrée.

Dîner

Le dîner est le dernier repas de la journée. Assurez-vous qu'il soit équilibré en incluant :

Une source de protéines : Du poisson, de la volaille, des légumineuses ou du tofu sont d'excellentes options.

Des légumes : Remplissez la moitié de votre assiette de légumes pour les nutriments essentiels.

Une petite quantité de graisses saines : Utilisez de l'huile d'olive pour cuisiner ou ajoutez des avocats ou des noix comme garniture.

En construisant des repas équilibrés tout au long de la journée, vous fournissez à votre corps les nutriments dont il a besoin pour fonctionner de manière optimale. L'objectif est de créer une alimentation durable, variée et délicieuse tout en maintenant l'équilibre entre les groupes alimentaires.

Chapitre 5

La préparation des repas et la planification.

La préparation des repas et la planification jouent un rôle essentiel dans le maintien d'une alimentation saine et équilibrée. Dans ce chapitre, nous explorerons des conseils pratiques pour une planification de repas efficace, des recettes faciles et saines pour le quotidien, ainsi que des astuces pour économiser du temps en cuisine.

Conseils pour une planification de repas efficace.

La planification de repas efficace est une étape cruciale pour maintenir une alimentation saine et équilibrée, tout en économisant du temps et de l'argent. Voici quelques conseils pratiques pour vous aider à planifier vos repas de manière efficace :

Établissez un calendrier : Prenez le temps de planifier vos repas pour la semaine à venir. Vous pouvez utiliser un calendrier papier, une application de planification de repas ou simplement noter les repas sur une feuille de papier. En ayant une vue d'ensemble de vos repas, vous pouvez mieux organiser votre alimentation.

Faites une liste de courses : Une fois que vous avez décidé des repas que vous préparerez, établissez une liste des ingrédients nécessaires. Tenez-vous-en à cette liste lorsque vous faites vos courses pour éviter d'acheter des articles superflus et pour économiser de l'argent.

Optez pour la variété : Essayez d'inclure une variété d'aliments dans vos repas. Cela garantit que vous obtenez un large éventail de nutriments. Par exemple, variez les protéines (viande maigre, poisson, légumineuses), les légumes, les grains entiers et les sources de graisses saines (avocats, noix, huile d'olive).

Préparez des repas en lot : Profitez de votre temps en cuisine en préparant plusieurs portions à la fois. Par exemple, faites une grande casserole de chili ou de soupe que vous pourrez congeler en portions individuelles pour les jours où vous manquez de temps. Cela vous évite de recourir à des repas prêts à l'emploi ou à emporter.

Consultez les promotions : Gardez un œil sur les offres spéciales et les promotions dans les magasins. Vous pouvez économiser de l'argent en achetant des aliments en vente et en les intégrant à vos repas planifiés.

Gardez les recettes simples : Vous n'avez pas besoin de préparer des plats compliqués tous les jours. Des repas simples et sains peuvent être tout aussi délicieux. Explorez des recettes qui nécessitent moins de temps de préparation et d'ingrédients.

Prévoyez des collations saines : N'oubliez pas d'inclure des collations saines dans votre planification. Avoir des collations nutritives à portée de main peut vous aider à éviter de grignoter des aliments moins sains entre les repas.

Restez flexible : Bien que la planification des repas soit importante, restez flexible. Il est normal d'avoir des imprévus. Ayez toujours quelques options de repas rapides et sains à portée de main pour les jours où votre plan initial ne fonctionne pas.

La planification de repas peut sembler fastidieuse au début, mais elle devient plus facile avec la pratique. En intégrant ces conseils dans votre routine, vous pouvez économiser du temps et de l'argent tout en favorisant une alimentation saine et équilibrée pour vous et votre famille.

Recettes faciles et saines pour tous les jours.

La préparation de repas sains au quotidien ne doit pas être compliquée ni monotone. Voici quelques recettes simples, délicieuses et nutritives que vous pouvez intégrer dans votre routine :

Salade de quinoa aux légumes grillés.

Ingrédients :
1 tasse de quinoa cuit
2 tasses de légumes mixtes (poivrons, courgettes, oignons) grillés
1/4 de tasse de persil frais haché
Jus de 1 citron
2 cuillères à soupe d'huile d'olive extra vierge
Sel et poivre au goût (avec modération toutefois)

Instructions :
Faites cuire le quinoa selon les instructions de l'emballage et laissez-le refroidir. Mélangez les légumes grillés, le quinoa et le persil dans un grand bol. Dans un petit bol, mélangez le jus de

citron, l'huile d'olive, le sel et le poivre pour la vinaigrette. Versez la vinaigrette sur la salade, mélangez bien et servez. Vous pouvez également ajouter des morceaux de poulet grillé pour plus de protéines.

Poulet au curry et légumes.

Ingrédients :
2 poitrines de poulet coupées en dés
2 cuillères à soupe de pâte de curry rouge
1 boîte de lait de coco (400 ml)
2 tasses de légumes (pois mange-tout, carottes, brocoli) coupés en morceaux
Sel et poivre au goût
Riz cuit pour servir

Instructions :
Dans une grande poêle, faites cuire les dés de poulet jusqu'à ce qu'ils soient dorés. Ajoutez la pâte de curry rouge et mélangez bien pour enrober le poulet. Versez le lait de coco et ajoutez les légumes. Laissez mijoter à feu doux jusqu'à ce que les légumes soient tendres et que la sauce épaississe. Servez le poulet au curry sur du riz cuit.

Bol de petit-déjeuner aux baies et aux noix.

Ingrédients :
1 tasse de yaourt grec
1/2 tasse de baies fraîches (fraises, framboises, myrtilles)
1/4 de tasse de granola
2 cuillères à soupe de noix hachées
1 cuillère à soupe de miel

Instructions :
Dans un bol, versez le yaourt grec. Ajoutez les baies fraîches par-dessus. Saupoudrez de granola et de noix hachées. Arrosez de miel pour un peu de douceur. Dégustez ce bol de petit-déjeuner sain et riche en protéines.

Ces recettes sont simples à préparer, riches en nutriments et adaptées à une alimentation équilibrée au quotidien. N'hésitez pas à les personnaliser en fonction de vos préférences et des ingrédients disponibles.

Astuces pour économiser du temps en cuisine.

La vie peut être bien remplie, mais cela ne signifie pas que vous devez sacrifier une alimentation saine. Voici quelques astuces pratiques pour économiser du temps en cuisine tout en maintenant une alimentation équilibrée :

Planifiez à l'avance : Consacrez du temps chaque semaine à la planification des repas. Cela vous permettra d'éviter de devoir décider à la dernière minute ce que vous allez cuisiner. Prévoyez des repas simples pour les jours chargés.

Utilisez des ingrédients pratiques : Optez pour des ingrédients qui sont faciles et rapides à préparer, comme les légumes surgelés pré-coupés, les légumineuses en conserve, les viandes déjà marinées, ou les mélanges d'épices prêts à l'emploi.

Préparez des portions supplémentaires : Lorsque vous cuisinez, préparez des portions supplémentaires que vous pouvez congeler pour les jours où vous manquez de temps. Les plats en lot, comme les lasagnes ou les soupes, sont parfaits pour cela.

Préparez les ingrédients à l'avance : Avant de commencer à cuisiner, assurez-vous d'avoir tous les ingrédients prêts. Émincez les oignons, hachez l'ail et mesurez les épices avant de vous lancer dans la cuisson.

Utilisez un cuiseur lent ou un autocuiseur : Les cuiseurs lents et les autocuiseurs sont d'excellents outils pour économiser du temps en cuisine. Vous pouvez préparer des repas savoureux en mettant les ingrédients dans l'appareil le matin et en les laissant cuire tout au long de la journée.

Préparez des repas à l'avance : Profitez du week-end pour préparer des repas à l'avance que vous pourrez réchauffer en semaine. Les plats comme les ragoûts, les currys et les chili sont parfaits pour cela.

Cuisinez une seule fois, mangez plusieurs fois : Si vous faites cuire une grande quantité de viande, de poulet ou de légumes, utilisez les restes pour créer d'autres repas. Par exemple, un poulet rôti peut devenir des sandwichs, une salade ou des wraps pour le déjeuner.

Investissez dans des outils de cuisine pratiques : Avoir des outils de cuisine efficaces, comme un bon couteau, un mixeur, ou une mandoline, peut vous faire gagner du temps lors de la préparation des ingrédients.

Nettoyez au fur et à mesure : Pendant que vous cuisinez, nettoyez les ustensiles et les surfaces dès que vous avez terminé avec eux. Cela vous évitera d'avoir à faire une grande corvée de nettoyage à la fin de la préparation des repas.

Soyez flexible : Parfois, les plans changent. Ayez toujours quelques options de repas rapides et sains à portée de main pour les jours où votre plan initial ne fonctionne pas. Des bols de céréales complètes avec des fruits et du yaourt, par exemple, sont une solution rapide et nutritive.

En incorporant ces astuces dans votre routine de cuisine, vous pouvez gagner du temps tout en continuant à manger sainement. L'objectif est de simplifier le processus de préparation des repas pour qu'il soit aussi pratique que possible.

Chapitre 6

Les défis courants et leurs solutions

Même avec les meilleures intentions, il peut être difficile de maintenir une alimentation saine en toutes circonstances. Dans ce chapitre, nous aborderons des défis alimentaires courants et partagerons des solutions pratiques pour les surmonter.

Gérer les fringales et les compulsions alimentaires.

Les fringales et les compulsions alimentaires sont des défis fréquents lorsqu'il s'agit de maintenir une alimentation saine. Voici des stratégies pour vous aider à les comprendre et à les surmonter :

Manger considérablement.
Prenez le temps de manger lentement et en pleine conscience. Mastiquez soigneusement chaque bouchée et savourez les saveurs. Évitez de manger en regardant la télévision ou en utilisant votre téléphone. Cela peut vous distraire de votre sensation de satiété.

Planifier des collations saines.
Les fringales sont souvent déclenchées par une faim soudaine entre les repas. Prévoyez des collations saines et nutritives pour éviter de céder à des choix alimentaires moins sains. Des collations telles que des noix, des fruits frais, des légumes crus avec de l'houmous ou du yaourt grec sont d'excellentes options.

Gérer le stress.
Le stress est l'un des facteurs les plus courants qui contribuent aux compulsions alimentaires. Cherchez des techniques de gestion du stress qui vous conviennent, comme la méditation, le yoga, la respiration profonde ou même la pratique d'un passe-temps relaxant. Lorsque vous vous sentez stressé, évitez de chercher du réconfort dans la nourriture. Optez plutôt pour des activités apaisantes. Nous verrons lors du chapitre 8 comment certains aliments peuvent vous aider à gérer votre stress.

Évitez les aliments déclencheurs.
Identifiez les aliments qui déclenchent vos compulsions alimentaires. Ce sont souvent des aliments riches en sucre, en gras ou en sel, mais cela peut varier d'une personne à l'autre. Gardez ces aliments hors de votre environnement ou limitez leur accessibilité.

Pratiquez la pleine conscience.
La pleine conscience implique de rester conscient de vos pensées, de vos émotions et de vos sensations corporelles, y compris votre faim.
Avant de céder à une compulsion alimentaire, posez-vous des questions. Êtes-vous vraiment physiquement affamé ou cherchez-vous à combler un besoin émotionnel ?

Cherchez de l'aide si nécessaire.
Si vos fringales et compulsions alimentaires deviennent incontrôlables et interfèrent avec votre qualité de vie, envisagez de consulter un professionnel de santé ou un nutritionniste. Ils peuvent vous aider à comprendre les causes sous-jacentes et à développer des stratégies spécifiques pour gérer ces comportements.

Gérer les fringales et les compulsions alimentaires peut demander du temps et de la pratique, mais cela en vaut la peine pour maintenir une alimentation saine. L'objectif est de développer une relation plus consciente avec la nourriture, de mieux comprendre vos signaux de faim et de satiété, et d'apprendre à répondre à ces signaux de manière appropriée pour votre bien-être.

Manger sainement en voyage et au restaurant.

Maintenir une alimentation équilibrée lorsque vous êtes en voyage ou que vous mangez au restaurant peut être un défi, mais cela ne signifie pas que vous devez sacrifier vos objectifs nutritionnels. Voici quelques stratégies pour vous aider à faire des choix plus sains en dehors de chez vous :

Planifiez à l'avance.
Avant de partir en voyage ou de vous rendre au restaurant, prenez le temps de faire des recherches. Consultez les menus en ligne pour avoir une idée des options disponibles.
Choisissez des restaurants qui proposent des plats équilibrés, tels que des salades, des grillades ou des plats à base de légumes.

Choisissez avec sagesse.
Lorsque vous choisissez votre menu, optez pour des plats riches en légumes, en protéines maigres (comme le poulet ou le poisson), et en grains entiers. Évitez les plats frits, panés ou excessivement riches en calories. Évitez les entrées ou les accompagnements riches en calories comme les frites, les chips ou les gratins. Si les portions sont modestes, félicitez-vous d'avoir savouré une quantité appropriée

de nourriture.

Restez hydraté.
Buvez beaucoup d'eau pendant le repas. Parfois, la soif peut être confondue avec la faim, et rester hydraté peut vous aider à éviter de trop manger. Eviter absolument les sodas.

Personnalisez votre commande.
N'hésitez pas à personnaliser votre commande en fonction de vos préférences et de vos besoins nutritionnels. Demandez des substitutions, comme des légumes à la place des pommes de terre ou du riz blanc.

Évitez les excès.
Bien que ce soit l'occasion de savourer un bon repas, essayez de ne pas vous laisser emporter par les extras. Évitez les apéritifs, les boissons alcoolisées et les desserts à chaque repas.

Ne soyez pas trop dur envers vous-même.
Il est normal de faire des exceptions lors des voyages ou des sorties au restaurant. Si vous faites un choix alimentaire moins sain à un repas, ne vous blâmez pas. Revenez simplement à vos habitudes alimentaires saines dès le repas suivant.

Manger sainement en voyage ou au restaurant nécessite une certaine planification et une prise de conscience, mais cela est tout à fait possible. En appliquant ces conseils, vous pouvez maintenir vos objectifs nutritionnels tout en profitant de l'expérience culinaire. N'oubliez pas que la modération et la flexibilité sont des clés importantes pour une alimentation saine et durable.

Comment maintenir la motivation sur le long terme.

Maintenir la motivation pour une alimentation saine sur le long terme est un autre défi, mais c'est essentiel pour atteindre et maintenir vos objectifs de santé.

Fixez des objectifs réalistes.
Établissez des objectifs alimentaires qui sont spécifiques, mesurables, atteignables, pertinents et limités dans le temps. Des objectifs réalistes sont plus susceptibles d'être atteints, ce qui renforce la motivation.

Tenez un journal alimentaire.
Tenez un journal alimentaire pour suivre ce que vous mangez et comment vous vous sentez après chaque repas. Cela peut vous aider à

identifier les tendances alimentaires et à ajuster votre régime en conséquence.

Trouvez du soutien social.
Partagez vos objectifs avec des amis, des membres de la famille ou rejoignez un groupe de soutien en ligne ou hors ligne. Le soutien social peut vous aider à rester responsable de vos choix alimentaires.

Célébrez les réussites.
Célébrez vos réussites, même les plus petites. Chaque étape vers une alimentation plus saine est un accomplissement. Récompensez-vous avec des choses non alimentaires, comme une séance de cinéma ou une nouvelle tenue.

Restez flexible.
La perfection n'est pas nécessaire. Il est normal de faire des écarts occasionnels. Plutôt que de vous décourager, apprenez de ces expériences et revenez à vos habitudes alimentaires saines dès que possible.

Éduquez-vous continuellement.
Apprenez davantage sur la nutrition et les effets des aliments sur votre santé. Plus vous comprenez les avantages d'une alimentation saine, plus vous serez motivé à la maintenir.

Variez votre alimentation.
La monotonie alimentaire peut entraîner une perte d'intérêt pour une alimentation saine. Explorez de nouvelles recettes, de nouveaux aliments et de nouvelles cuisines pour maintenir votre curiosité et votre enthousiasme.

Pratiquez la pleine conscience alimentaire.
Mangez en pleine conscience en portant une attention particulière à ce que vous mangez, à la texture et à la saveur des aliments. Cela peut vous aider à savourer davantage vos repas et à manger avec plus de satisfaction.

Faites de l'exercice régulièrement.
L'exercice régulier peut renforcer votre motivation à manger sainement. Lorsque vous êtes actif, vous avez tendance à vouloir nourrir votre corps avec des aliments nutritifs pour soutenir vos performances.

Soyez patient.
Le changement alimentaire prend du temps. Ne vous attendez pas à des résultats instantanés. La patience est une vertu lorsqu'il s'agit de maintenir une alimentation saine à long terme.
Rappelez-vous que la motivation peut fluctuer,

et c'est normal. Ce qui compte, c'est de développer des habitudes alimentaires saines qui deviennent une partie intégrante de votre vie quotidienne. En appliquant ces stratégies, vous pouvez renforcer votre motivation et travailler progressivement vers une alimentation équilibrée et durable pour votre santé à long terme.

Chapitre 7

Le pouvoir des suppléments.

Dans notre quête d'une alimentation équilibrée, les suppléments nutritionnels sont souvent présentés comme une solution pour combler les lacunes nutritionnelles. Cependant, il est essentiel de comprendre quand et comment les suppléments peuvent être bénéfiques, et quand ils ne sont pas nécessaires. Dans ce chapitre, nous explorerons le monde des suppléments et leur rôle dans une alimentation saine.

Quand les suppléments sont-ils nécessaires ?

La nécessité de prendre des suppléments dépend largement de votre alimentation, de vos besoins individuels et de votre état de santé. Voici des situations courantes où les suppléments peuvent être nécessaires ou bénéfiques :

Déficiences nutritionnelles documentées : Si vous avez une carence en vitamines ou minéraux diagnostiquée par un professionnel de la santé, des suppléments peuvent être recommandés pour corriger cette carence. Par exemple, une carence en vitamine D est fréquente dans certaines régions où l'exposition au soleil est limitée.

Besoin spécifique : Certains groupes de personnes ont des besoins nutritionnels spécifiques qui ne sont pas toujours satisfaits par leur alimentation seule. Par exemple :

Les femmes enceintes ont besoin d'un apport accru en acide folique et en fer.

Les végétaliens peuvent avoir besoin de suppléments de vitamine B12, car cette vitamine se trouve principalement dans les produits animaux.

Les personnes âgées peuvent bénéficier de suppléments de calcium et de vitamine D pour maintenir la santé osseuse.

Conditions médicales particulières : Certaines conditions médicales peuvent nécessiter des suppléments spécifiques :

Les personnes atteintes de maladies intestinales inflammatoires, telles que la maladie de Crohn, peuvent avoir besoin de suppléments pour compenser une mauvaise absorption des nutriments.

Les personnes atteintes de cœliaque, une maladie auto-immune qui affecte la capacité à absorber certains nutriments, peuvent également nécessiter des suppléments.

Régimes restrictifs ou spéciaux : Si vous suivez

un régime restrictif, comme un régime végétalien strict, il peut être plus difficile d'obtenir certains nutriments essentiels. Dans de tels cas, des suppléments spécifiques peuvent être recommandés pour éviter les carences.

Amélioration de la performance sportive : Les athlètes de haut niveau et les personnes pratiquant des activités sportives intensives peuvent avoir des besoins nutritionnels accrus. Ils peuvent envisager des suppléments tels que des protéines en poudre, des acides aminés ou des électrolytes pour soutenir leur performance.

Il est important de noter que les suppléments ne devraient jamais être pris à la légère. Trop de certains nutriments peut être préjudiciable à la santé, et les suppléments ne doivent pas être utilisés pour compenser une alimentation malsaine. Avant de prendre des suppléments, il est fortement recommandé de consulter un professionnel de la santé, tel qu'un médecin ou un nutritionniste, qui peut évaluer vos besoins nutritionnels spécifiques et vous guider vers des choix appropriés. Une alimentation équilibrée reste la meilleure source de nutriments pour la plupart des gens.

Les suppléments les plus populaires : vitamines, minéraux, acides gras.

Les suppléments nutritionnels sont disponibles sous de nombreuses formes, mais parmi les plus courants, on trouve les vitamines, les minéraux et les acides gras. Voici un aperçu de ces types de suppléments et de leur importance potentielle dans une alimentation équilibrée.

Vitamines.
Vitamine D : La vitamine D est essentielle pour la santé osseuse, la fonction immunitaire et la régulation des niveaux de calcium dans le corps. Elle est produite naturellement lorsque la peau est exposée à la lumière du soleil, mais les personnes vivant dans des régions peu ensoleillées peuvent avoir besoin de suppléments, surtout en hiver.

Vitamine C : La vitamine C est un antioxydant important qui soutient le système immunitaire et favorise la santé de la peau. Elle se trouve en abondance dans les agrumes, mais les suppléments peuvent être utiles pour certaines personnes qui ont du mal à obtenir suffisamment de cette vitamine dans leur alimentation.

Vitamine B12 : La vitamine B12 est essentielle

pour la production de globules rouges, la santé du système nerveux et la synthèse de l'ADN. Elle est principalement présente dans les produits d'origine animale, ce qui en fait un supplément essentiel pour les végétaliens.

Minéraux.

Fer : Le fer est vital pour le transport de l'oxygène dans le corps. Les personnes souffrant d'anémie ferriprive ou ayant un faible apport en fer dans leur alimentation peuvent nécessiter des suppléments de fer.

Calcium : Le calcium est essentiel pour la santé osseuse et musculaire. Les femmes enceintes, les adolescents et les personnes âgées peuvent avoir besoin de suppléments de calcium, surtout si leur alimentation en est dépourvue.

Magnésium : Le magnésium est impliqué dans de nombreuses réactions enzymatiques et est nécessaire à la santé musculaire, nerveuse et cardiaque. Les suppléments de magnésium sont parfois utilisés pour corriger les carences.

Acides gras.

Oméga-3 : Les acides gras oméga-3, présents dans les poissons gras comme le saumon et les noix, sont essentiels pour la santé cardiaque, la fonction cérébrale et la réduction de l'inflammation. Les suppléments d'huile de poisson sont populaires pour augmenter l'apport en oméga-3.

Acides Gras Essentiels : Les acides gras essentiels, comme l'acide linoléique (oméga-6) et l'acide alpha-linolénique (oméga-3), sont importants pour la santé cellulaire. Cependant, la plupart des gens obtiennent suffisamment de ces acides gras à partir de leur alimentation. Il est important de noter que, dans la plupart des cas, il est préférable d'obtenir ces nutriments à partir de sources alimentaires plutôt que de suppléments. Une alimentation variée et équilibrée qui comprend une grande variété d'aliments frais est souvent la meilleure façon de satisfaire vos besoins nutritionnels. Les suppléments ne devraient être pris que lorsque cela est recommandé par un professionnel de la santé, en cas de carence documentée ou de besoins spécifiques. Trop de certains suppléments peut avoir des effets indésirables, il est donc essentiel de consulter un professionnel de la santé avant de commencer tout régime de supplémentation.

Consultez un professionnel de la santé avant de prendre des suppléments.

Avant de décider de prendre des suppléments nutritionnels, il est impératif de consulter un professionnel de la santé qualifié. Voici pourquoi cette étape est essentielle :

Évaluation des besoins individuels : Chaque individu a des besoins nutritionnels spécifiques en fonction de son âge, de son sexe, de son niveau d'activité, de ses antécédents médicaux et de son régime alimentaire. Un professionnel de la santé peut évaluer vos besoins spécifiques et déterminer si des suppléments sont nécessaires.

Prévention des surdoses : Certaines vitamines et minéraux peuvent être nocifs en excès. Par exemple, une surdose de vitamine A peut provoquer des effets secondaires graves. Un professionnel de la santé peut vous aider à éviter de prendre des quantités excessives de suppléments.

Interaction médicamenteuse : Si vous prenez déjà des médicaments, les suppléments peuvent interagir avec eux de manière indésirable. Un professionnel de la santé peut évaluer ces interactions potentielles et recommander des ajustements si nécessaire.

Détection de carence documentée : Plutôt que de supposer que vous avez une carence en vitamines ou minéraux, une évaluation médicale peut confirmer ou infirmer cette suspicion. Les tests sanguins peuvent être réalisés pour détecter des carences nutritionnelles spécifiques.

Conseils personnalisés : Un professionnel de la santé peut fournir des conseils personnalisés sur les suppléments qui conviennent le mieux à votre situation. Cela garantit que vous prenez les bons suppléments, au bon dosage et pour la bonne durée.

Éducation nutritionnelle : En consultant un professionnel de la santé, vous bénéficiez également de conseils sur la manière d'améliorer votre alimentation pour atteindre vos objectifs nutritionnels sans avoir besoin de suppléments.

Surveillance continue : Si des suppléments sont recommandés, un professionnel de la santé peut effectuer un suivi régulier pour s'assurer que le traitement est efficace et qu'aucun effet indésirable n'apparaît.

La prise de suppléments devrait toujours être basée sur des conseils médicaux et une évaluation personnalisée. L'automédication en matière de suppléments peut avoir des conséquences indésirables pour la santé. La sécurité et l'efficacité des suppléments dépendent fortement de la connaissance et de la compréhension de vos besoins nutritionnels individuels, ce que seul un professionnel de la santé peut fournir. Avant d'acheter des suppléments, prenez rendez-vous avec votre médecin ou un nutritionniste pour une évaluation complète de votre état de santé et de vos besoins nutritionnels.

Chapitre 8

L'impact de la nutrition sur la santé mentale.

La relation entre la nutrition et la santé mentale est profonde et complexe. Ce chapitre explore comment nos choix alimentaires peuvent influencer notre bien-être émotionnel, notre capacité à gérer le stress et l'importance de l'équilibre émotionnel dans nos habitudes alimentaires.

Les liens entre l'alimentation et le bien-être émotionnel.

Ce que nous mangeons peut influencer nos émotions, notre humeur et notre santé mentale de plusieurs manières importantes.

Équilibre des neurotransmetteurs : Les neurotransmetteurs sont des substances chimiques qui transmettent des signaux entre les cellules nerveuses du cerveau. Certains nutriments sont essentiels à la production de neurotransmetteurs qui jouent un rôle clé dans la régulation de l'humeur, tels que la sérotonine et la dopamine. Par exemple, le tryptophane, un acide aminé que l'on trouve dans les aliments riches en protéines, est un précurseur de la sérotonine. Ainsi, une alimentation équilibrée peut favoriser la production de ces neurotransmetteurs et contribuer à une humeur positive.

Voici quelques exemples d'aliments riches en tryptophane :

La dinde est peut-être l'aliment le plus célèbre contenant du tryptophane. C'est souvent associé à la sensation de somnolence après un repas.

Le poulet, tout comme la dinde, est une source de tryptophane. Certains types de poisson, comme le saumon et le thon. Les noix de cajou sont une excellente source végétalienne de tryptophane. Les pois chiches et d'autres légumineuses contiennent du tryptophane et peuvent être une option pour les végétariens et les végétaliens. Les graines de citrouille, les œufs, en particulier le blanc d'œuf, certains fromages, comme le fromage suisse et le fromage cheddar, renferment également du tryptophane.

Il est important de noter que le tryptophane est mieux absorbé par l'organisme lorsqu'il est consommé avec des glucides. C'est pourquoi, par exemple, une dinde rôtie accompagnée de pommes de terre peut favoriser la production de sérotonine. Cependant, la consommation d'aliments riches en tryptophane ne doit pas être considérée comme une solution miracle pour améliorer l'humeur. Une alimentation équilibrée, riche en une variété de nutriments, est essentielle pour la santé mentale globale.

Inflammation et dépression : Il existe un lien croissant entre l'inflammation corporelle et la dépression. Une alimentation riche en aliments transformés, en gras saturés et en sucres ajoutés peut favoriser l'inflammation, ce qui, à son tour, peut augmenter le risque de dépression. En revanche, une alimentation riche en fruits, légumes, grains entiers, poissons gras et graisses saines peut avoir des effets anti-inflammatoires et favoriser la santé mentale.

Énergie et motivation : Les aliments que nous choisissons peuvent avoir un impact significatif sur notre niveau d'énergie et notre motivation. Les repas riches en sucre, par exemple, peuvent entraîner des pics de glycémie suivis de chutes brutales, ce qui peut contribuer à des fluctuations de l'énergie et de l'humeur. En revanche, les aliments riches en glucides complexes, tels que les grains entiers, fournissent une libération d'énergie plus soutenue, favorisant une humeur stable et une concentration accrue.

Microbiote intestinal et cerveau : Le microbiote

intestinal, composé de milliards de bactéries qui vivent dans notre intestin, a un impact sur la santé mentale. Une alimentation riche en fibres et en aliments fermentés peut favoriser un microbiote sain, ce qui peut à son tour influencer positivement le cerveau et l'humeur. Certains probiotiques ont également montré des avantages potentiels pour la santé mentale.

Stress et alimentation émotionnelle : Le stress peut entraîner des changements dans nos habitudes alimentaires. Beaucoup de gens se tournent vers la nourriture pour soulager le stress émotionnel, ce qui peut conduire à une alimentation émotionnelle malsaine. Apprendre à gérer le stress de manière constructive plutôt que par la nourriture est essentiel pour maintenir un bien-être émotionnel.

Nos choix alimentaires ne sont pas seulement importants pour notre santé physique, mais aussi pour notre bien-être émotionnel. Une alimentation équilibrée qui favorise la santé mentale est riche en nutriments, pauvre en aliments transformés et en sucres ajoutés, et centrée sur des aliments entiers. Comprendre ces liens entre l'alimentation et le bien-être émotionnel peut aider à prendre des décisions éclairées pour une meilleure santé mentale et physique.

Aliments qui favorisent la concentration et la gestion du stress.

L'alimentation joue un rôle essentiel dans notre capacité à rester concentrés, à gérer le stress et à maintenir un état d'esprit optimal. Voici quelques catégories d'aliments qui peuvent favoriser la concentration et la gestion du stress :

Antioxydants : Les antioxydants aident à protéger les cellules du cerveau contre les dommages oxydatifs et à réduire l'inflammation. Ils sont importants pour maintenir une fonction cognitive saine.

Baies : Les baies, telles que les fraises, les myrtilles et les framboises, sont riches en antioxydants et peuvent soutenir la santé cérébrale.

Légumes à feuilles vertes : Les épinards, le chou kale et la bette à carde sont riches en antioxydants tels que la lutéine et la vitamine K, qui sont bénéfiques pour le cerveau.

Oméga-3 : Les acides gras oméga-3, en particulier l'EPA (acide eicosapentaénoïque) et le DHA (acide docosahexaénoïque), sont essentiels pour la santé cérébrale. Ils favorisent la communication entre les cellules nerveuses et peuvent réduire l'inflammation.

Poissons Gras : Les poissons tels que le saumon, le maquereau, la truite et les sardines sont riches en oméga-3.

Noix : Les noix, en particulier les noix de Grenoble, contiennent des oméga-3.

Magnésium : Le magnésium est un minéral qui peut contribuer à la détente musculaire et à la gestion du stress. Il est également impliqué dans la régulation de la neurotransmission.

Légumes à feuilles vertes : Le magnésium se trouve en quantité significative dans les épinards, le chou frisé et les bettes à carde.

Noix et graines : Les graines de citrouille, les amandes et les noix de cajou sont de bonnes sources de magnésium.

Aliments complets : Les aliments complets fournissent des glucides complexes qui libèrent de l'énergie de manière soutenue, aidant ainsi à maintenir la concentration et l'endurance mentale.

Grains entiers : Les céréales complètes comme l'avoine, le quinoa et le riz brun sont d'excellentes sources de glucides complexes.

Légumineuses : Les haricots, les lentilles et les pois chiches sont riches en fibres et en glucides complexes.

Aliments riches en protéines : Les protéines fournissent des acides aminés nécessaires à la production de neurotransmetteurs, ce qui peut influencer l'humeur et la concentration.

Poulet : Le poulet est une source maigre de protéines.

Œufs : Les œufs sont riches en protéines de haute qualité.

Aliments riches en vitamines B : Les vitamines B, telles que la vitamine B6, la vitamine B9 (acide folique) et la vitamine B12, jouent un rôle essentiel dans la santé mentale en contribuant à la production de neurotransmetteurs.

Légumes à feuilles vertes : Ces légumes sont également riches en vitamines B.

Poissons : Les poissons gras fournissent des vitamines B, en particulier la vitamine B12.

L'importance de ces aliments dans la concentration et la gestion du stress réside dans leur capacité à soutenir la santé cérébrale, à réduire l'inflammation, à favoriser la communication entre les cellules nerveuses et à maintenir un équilibre émotionnel. Bien sûr, il est essentiel de maintenir une alimentation équilibrée dans son ensemble pour tirer pleinement parti de ces avantages et soutenir une santé mentale optimale.

L'importance de l'équilibre émotionnel pour une alimentation saine.

L'équilibre émotionnel joue un rôle fondamental dans nos habitudes alimentaires et, par conséquent, dans notre santé globale. Une relation saine entre nos émotions et notre alimentation est essentielle pour maintenir un mode de vie sain et équilibré. Voici pourquoi l'équilibre émotionnel est si important pour une alimentation saine :

Alimentation émotionnelle : De nombreuses personnes ont tendance à utiliser la nourriture comme moyen de gérer leurs émotions. Cela peut signifier manger davantage en réponse au stress, à la tristesse ou à l'ennui. Lorsque l'alimentation devient une réponse automatique à nos émotions, elle peut entraîner une suralimentation malsaine et des choix alimentaires moins judicieux.

Choix alimentaires éclairés : Lorsque nous sommes émotionnellement équilibrés, nous sommes plus à même de prendre des décisions alimentaires éclairées. Nous sommes moins enclins à céder à des envies impulsives de malbouffe et plus enclins à opter pour des aliments nutritifs qui soutiennent notre bien-être.

Gestion du Stress : Le stress chronique peut avoir un impact négatif sur nos habitudes alimentaires. Les personnes stressées ont parfois recours à des aliments riches en sucres et en graisses pour soulager leur anxiété. L'équilibre émotionnel nous permet de mieux gérer le stress de manière constructive, plutôt que de nous tourner vers la nourriture en tant que solution temporaire.

Émotion et digestion : Nos émotions peuvent avoir un impact sur notre système digestif. Le stress, par exemple, peut perturber la digestion. Une alimentation saine et équilibrée peut à son tour soutenir une digestion saine, créant un cercle vertueux entre l'alimentation et l'équilibre émotionnel.

Soutien social : L'équilibre émotionnel peut être renforcé par un soutien social positif. Les relations saines avec les amis et la famille peuvent contribuer à maintenir une alimentation émotionnelle sous contrôle et à promouvoir des choix alimentaires sains.

Pour cultiver un équilibre émotionnel favorable à une alimentation saine, il est utile de développer des compétences en gestion du stress, de pratiquer la pleine conscience alimentaire, d'adopter des habitudes alimentaires régulières et équilibrées, et de rechercher un soutien social lorsque cela est nécessaire. Le maintien de l'équilibre émotionnel peut être un processus continu, mais il peut avoir un impact profond sur notre relation avec la nourriture et notre bien-être général.

Chapitre 9

Le sport et la nutrition.

L'union entre la nutrition et le sport est indissociable. Les choix alimentaires d'un athlète peuvent avoir un impact significatif sur ses performances et sa récupération. Dans ce chapitre, nous explorerons les besoins nutritionnels spécifiques des athlètes, les aliments qui améliorent la performance et l'importance de la nutrition dans le processus de récupération.

Les besoins nutritionnels des athlètes.

Les athlètes ont des besoins nutritionnels spécifiques en raison de la quantité élevée d'énergie qu'ils dépensent pendant l'exercice et des exigences particulières de leur corps pour la récupération et la performance. Comprendre ces besoins est essentiel pour maximiser les avantages de l'alimentation dans le sport.

Les athlètes ont généralement besoin de plus de calories que les personnes sédentaires en raison de leur niveau d'activité accru. L'énergie supplémentaire est nécessaire pour soutenir l'exercice physique, la récupération et la croissance musculaire. Les besoins caloriques varient en fonction du type d'activité, de l'intensité et de la durée de l'entraînement, ainsi que du métabolisme de l'individu.

Les glucides sont la principale source d'énergie pour les athlètes. Ils sont stockés sous forme de glycogène dans les muscles et le foie, et ils sont essentiels pour alimenter les séances d'entraînement et favoriser la performance. Les athlètes doivent consommer suffisamment de glucides pour éviter l'épuisement prématuré des réserves de glycogène.

Les protéines sont cruciales pour la réparation et la croissance musculaire. Les athlètes ont besoin de protéines pour maintenir leur masse musculaire, surtout si leur entraînement comprend des exercices de renforcement musculaire. La quantité de protéines nécessaire varie en fonction du type de sport et du niveau d'activité.

Les graisses fournissent une source d'énergie concentrée et sont essentielles pour l'endurance. Les acides gras essentiels, tels que les oméga-3, jouent un rôle dans la réduction de l'inflammation et la promotion de la santé cardiaque. Les athlètes devraient privilégier les graisses saines, comme celles que l'on trouve dans les avocats, les noix et les poissons gras.

La déshydratation peut entraîner une baisse des performances et augmenter le risque de blessures. Les athlètes doivent maintenir une hydratation adéquate avant, pendant et après l'exercice. La quantité d'eau nécessaire dépend de facteurs individuels tels que le taux de transpiration et la durée de l'activité.

Les vitamines et les minéraux jouent un rôle essentiel dans la performance sportive. Par exemple, le fer est nécessaire pour transporter l'oxygène dans le sang, le calcium et la vitamine D sont importants pour la santé osseuse, et les antioxydants tels que les vitamines C et E aident à réduire les dommages oxydatifs causés par l'exercice intense.

Le timing des repas est important pour les athlètes. Un repas pré-entraînement riche en glucides peut fournir de l'énergie pour l'effort. La récupération post-entraînement implique souvent la consommation d'une collation ou d'un repas riche en glucides et en protéines pour favoriser la réparation musculaire et la reconstitution des réserves de glycogène.

Il est important de noter que les besoins nutritionnels varient d'un athlète à l'autre en fonction de facteurs tels que le sexe, l'âge, le poids corporel, le type de sport et les objectifs de performance. Par conséquent, il est recommandé de consulter un nutritionniste ou un professionnel de la santé spécialisé dans la nutrition sportive pour élaborer un plan nutritionnel adapté à des besoins individuels spécifiques. Une alimentation adaptée peut aider les athlètes à optimiser leur performance, à minimiser les risques de blessures et à favoriser une récupération efficace.

Aliments pour une meilleure performance.

L'alimentation d'un athlète joue un rôle essentiel dans sa performance. Les choix alimentaires peuvent influencer l'énergie, l'endurance, la force et la concentration pendant l'entraînement et la compétition. Voici quelques aliments qui sont reconnus pour améliorer la performance sportive.

Les bananes sont riches en glucides naturels, en particulier en glucose, fructose et saccharose, qui fournissent une énergie rapide. Elles contiennent également du potassium, un électrolyte essentiel pour prévenir les crampes musculaires.

Les flocons d'avoine sont une excellente source de glucides complexes à libération lente. Ils offrent une énergie soutenue et maintiennent la glycémie stable, ce qui est essentiel pour les activités de longue durée.

Le poulet est riche en protéines de haute qualité, ce qui est essentiel pour la récupération musculaire et la croissance. Il est également une source de vitamine B6, qui joue un rôle dans le métabolisme énergétique.

Les légumes à feuilles vertes, tels que les épinards et le chou frisé, sont riches en nutriments essentiels tels que le fer, le calcium, le magnésium et les vitamines. Ces éléments favorisent la santé générale et peuvent contribuer à la performance.

Le saumon est une source d'acides gras oméga-3, qui ont des effets anti-inflammatoires et peuvent soutenir la santé cardiaque. Les oméga-3 peuvent également améliorer l'endurance et la récupération après l'exercice.

Les œufs sont une source complète de protéines, fournissant tous les acides aminés essentiels nécessaires à la récupération musculaire. Ils contiennent également de la choline, qui est importante pour la santé du cerveau et de la fonction nerveuse.

Le quinoa est une excellente source de glucides complexes, de protéines et de fibres. Il fournit une énergie durable et est également riche en minéraux tels que le fer, le magnésium et le potassium.

Les baies, comme les fraises, les myrtilles et les framboises, sont riches en antioxydants, qui peuvent aider à réduire les dommages oxydatifs causés par l'exercice intense. Elles fournissent également des glucides naturels pour l'énergie.

Les noix, les amandes, les graines de chia et les graines de lin sont d'excellentes sources d'acides gras oméga-3, de protéines et de fibres. Elles peuvent être consommées comme collations pré-entraînement pour une libération d'énergie soutenue.

Les betteraves sont riches en nitrates, qui peuvent améliorer la circulation sanguine et augmenter l'oxygénation musculaire. Cela peut contribuer à l'endurance lors de l'exercice.

L'effet des aliments sur la performance peut varier en fonction du type d'activité physique, de l'individu et du moment où ils sont consommés. Un plan nutritionnel personnalisé élaboré avec l'aide d'un professionnel de la nutrition sportive peut aider à maximiser les avantages de ces aliments et à répondre aux besoins spécifiques de chaque athlète.

Récupération et nutrition.

La période après l'entraînement ou la compétition est cruciale pour la récupération des muscles, la réduction de la fatigue et la préparation pour la prochaine session d'entraînement. La nutrition joue un rôle clé dans ce processus de récupération.
Pendant l'exercice, les muscles utilisent des réserves de glycogène comme source d'énergie. Après l'effort, il est important de reconstituer ces réserves en consommant des glucides. Les glucides complexes, comme les céréales complètes, les pommes de terre et le riz, sont particulièrement bénéfiques pour cela.
Les protéines sont essentielles pour la réparation et la croissance musculaire. Après l'exercice, la consommation de protéines aide à réparer les micro-dommages musculaires et à renforcer les muscles. Les sources de protéines maigres, comme le poulet, le poisson, le yaourt grec et les légumineuses, sont recommandées.
La perte de liquide pendant l'exercice peut entraîner la déshydratation, ce qui affecte la récupération. Il est important de boire suffisamment d'eau après l'exercice pour rétablir l'équilibre hydrique. Pour des séances

d'entraînement intenses ou prolongées, les boissons pour sportifs contenant des électrolytes peuvent être bénéfiques pour réhydrater le corps.

Les électrolytes tels que le sodium, le potassium, le calcium et le magnésium sont perdus par la transpiration pendant l'exercice. La récupération nécessite souvent la réintégration de ces électrolytes. Les aliments riches en potassium, comme les bananes et les pommes de terre, ainsi que les boissons pour sportifs, peuvent aider à rétablir l'équilibre.

L'exercice intense génère des radicaux libres, qui peuvent causer des dommages oxydatifs aux cellules. Les antioxydants, tels que les vitamines C et E, ainsi que les polyphénols présents dans les fruits et les légumes, peuvent aider à réduire ces dommages.

Le timing des repas après l'entraînement est important. Idéalement, une collation ou un repas riche en glucides et en protéines devrait être consommé dans les 30 à 60 minutes suivant l'exercice pour maximiser la récupération musculaire.

Bien que ce ne soit pas directement lié à la nutrition, le sommeil joue un rôle crucial dans la récupération. Un sommeil adéquat permet au corps de se réparer et de se régénérer.

La récupération nutritionnelle ne doit pas être

négligée, en particulier pour les athlètes qui s'entraînent régulièrement. Un plan nutritionnel adapté à l'activité physique, élaboré en consultation avec un professionnel de la nutrition sportive, peut aider à maximiser les bienfaits de la récupération, à minimiser les risques de blessures et à maintenir des performances élevées sur le long terme.

Chapitre 10

Maintenir le cap et atteindre ses objectifs.

Atteindre et maintenir une alimentation saine pour une santé optimale n'est pas seulement une question de connaissances, c'est aussi une question d'engagement, de stratégie et de persévérance. Dans ce dernier chapitre, nous explorerons les éléments clés pour rester sur la bonne voie, atteindre ses objectifs nutritionnels et maintenir un mode de vie sain sur le long terme.

Fixer des objectifs réalistes.

L'art de fixer des objectifs réalistes est essentiel pour réussir à adopter une alimentation saine sur le long terme. Voici des conseils pratiques pour vous aider à définir des objectifs qui vous mèneront vers une alimentation équilibrée et une santé optimale.

Les objectifs vagues tels que « manger plus sainement » sont difficilement mesurables et peuvent être déconcertants. Préférez des objectifs spécifiques. Par exemple, au lieu de dire « je vais manger plus sainement », vous pourriez dire « je vais manger au moins une portion de légumes à chaque repas ». Cette spécificité vous donne une direction claire.

Vos objectifs doivent être mesurables. De cette manière, vous pouvez évaluer vos progrès de manière tangible. Par exemple, si votre objectif est de boire plus d'eau, spécifiez la quantité, comme « je vais boire 8 verres d'eau par jour ». Assurez-vous que vos objectifs sont réalistes et réalisables. Fixer des objectifs trop ambitieux peut être décourageant et mener à l'échec. Commencez par des étapes simples et atteignables, puis augmentez progressivement leur niveau de difficulté au fur et à mesure que vous progressez. Si vous n'avez jamais cuisiné de légumes frais, viser à manger une grande salade tous les jours peut être un objectif intimidant. Commencez plutôt par intégrer quelques légumes dans vos repas et évoluez à partir de là.

Vos objectifs doivent être pertinents pour votre vie et vos besoins personnels. Demandez-vous : Pourquoi est-ce que cet objectif est important pour moi ? Votre motivation sera plus forte si l'objectif est pertinent à vos valeurs, à vos aspirations et à votre bien-être.

Fixez une date limite pour atteindre vos objectifs. Cette échéance crée un sens d'urgence et de responsabilité. Par exemple, si votre objectif est de perdre du poids, donnez-vous une date précise pour atteindre ce poids cible.

Soyez flexible dans votre approche. Il est normal de faire face à des imprévus et des défis. Si un objectif ne se réalise pas exactement comme prévu, ajustez-le au lieu de l'abandonner. L'essentiel est de rester sur la bonne voie à long terme.

Récompensez-vous lorsque vous atteignez vos objectifs, même les plus petits. Les récompenses renforcent la motivation et créent une rétroaction positive. Cela peut être aussi simple qu'un moment de détente, une sortie au cinéma, ou un petit plaisir non alimentaire.

En fixant des objectifs réalistes et adaptés à votre situation personnelle, vous augmentez considérablement vos chances de succès dans l'adoption d'une alimentation saine. Ces objectifs deviennent des étapes concrètes sur votre chemin vers une meilleure santé et un bien-être accru. N'oubliez pas que chaque progrès, quelle que soit sa taille, est une victoire en soi.

Le rôle du soutien social.

Le soutien social est un pilier essentiel pour maintenir une alimentation saine et durable. Il peut faire la différence entre le succès et l'abandon de vos objectifs nutritionnels.

Lorsque vous partagez vos objectifs alimentaires avec vos amis, votre famille ou vos proches, ils deviennent vos alliés. Ils peuvent vous encourager, vous soutenir et vous rappeler vos engagements. Cela crée un sentiment de responsabilité et d'engagement envers vos objectifs.

Le soutien social peut vous apporter l'encouragement nécessaire pour surmonter les moments difficiles. Lorsque vous avez des doutes ou que vous rencontrez des obstacles, entendre des encouragements de la part de vos proches peut vous donner la motivation dont vous avez besoin pour continuer.

Si d'autres membres de votre cercle social partagent vos objectifs en matière d'alimentation saine, vous pouvez partager des expériences et des conseils mutuels. Vous pouvez échanger des recettes, des astuces pour gérer les fringales, et des idées pour rendre les repas sains plus délicieux.

Parfois, la pression sociale peut pousser à faire des choix alimentaires peu sains, comme manger des aliments riches en sucre ou en gras en groupe. Le soutien social peut aider à résister à ces pressions et à maintenir vos choix nutritionnels.

Le fait de rendre compte de vos progrès à quelqu'un peut être un puissant moteur de motivation. Vous êtes plus susceptible de respecter vos objectifs lorsque vous savez que quelqu'un s'intéresse à vos réalisations.

Le soutien social peut également contribuer à la création d'un environnement favorable à une alimentation saine. Par exemple, si votre famille soutient vos objectifs, elle peut être plus encline à acheter des aliments sains et à cuisiner des repas équilibrés.

Il existe de nombreux groupes de soutien en ligne et hors ligne dédiés à la nutrition et au bien-être. Rejoindre un groupe de soutien vous donne l'opportunité de partager vos expériences, de recevoir des conseils et de bénéficier de l'expérience de personnes partageant les mêmes objectifs.

Les professionnels de la santé, tels que les nutritionnistes ou les diététiciens, peuvent jouer un rôle essentiel en vous fournissant des conseils professionnels et en vous soutenant tout au long de votre parcours vers une alimentation saine.

Le soutien social est un facteur déterminant

pour le succès de votre quête d'une alimentation saine. Ne sous-estimez pas l'importance de partager vos objectifs et vos défis avec votre cercle social. Que ce soit en obtenant des encouragements, des conseils ou simplement en vous sentant soutenu dans votre démarche, le soutien social peut faire toute la différence pour maintenir un mode de vie nutritif sur le long terme. N'hésitez pas à impliquer vos proches dans votre voyage vers une meilleure santé.

La persévérance pour des résultats durables.

La persévérance est la clé pour obtenir des résultats durables en matière d'alimentation saine. Le parcours vers une meilleure nutrition peut être semé d'obstacles, mais ceux qui persévèrent sont plus susceptibles de réussir à long terme.

Les rechutes sont inévitables. Il peut arriver que vous fassiez des choix alimentaires moins sains ou que vous vous écartiez de vos objectifs nutritionnels. La clé est de ne pas vous décourager. Les rechutes font partie du processus de changement et ne doivent pas être considérées comme un échec. Au lieu de cela, voyez-les comme des occasions d'apprendre. Identifiez les déclencheurs qui ont conduit à la rechute et trouvez des stratégies pour les éviter à l'avenir.

La nutrition est un domaine en constante évolution. De nouvelles recherches émergent régulièrement, de nouvelles tendances alimentaires apparaissent, et les besoins de votre corps changent avec le temps. C'est pourquoi l'apprentissage continu est essentiel. Restez ouvert à la découverte de nouvelles informations et à l'adaptation de votre plan alimentaire en conséquence. Les informations nutritionnelles obsolètes peuvent vous éloigner de vos objectifs.

N'oubliez jamais de célébrer vos victoires. Même les petites victoires méritent d'être célébrées. Lorsque vous atteignez un objectif, même s'il est modeste, prenez un moment pour vous récompenser. La célébration des succès renforce la motivation et crée une rétroaction positive qui vous encourage à persévérer.

La persévérance ne signifie pas la rigidité. Vous n'avez pas besoin d'être parfait tout le temps. La vie est parsemée d'occasions spéciales, de voyages et d'événements imprévus qui peuvent rendre difficile le maintien d'une alimentation saine à tout moment. Soyez flexible dans votre approche. L'essentiel est de maintenir un équilibre à long terme.

Également la consistance est la clé de la persévérance. Si vous faites des choix alimentaires sains de manière cohérente, ils deviendront progressivement des habitudes ancrées dans votre vie quotidienne. Au fil du temps, ces habitudes deviendront la norme et seront plus faciles à maintenir.

Enfin, gardez à l'esprit votre vision à long terme. Pourquoi avez-vous décidé d'adopter une alimentation plus saine ? Quels sont les bénéfices à long terme que vous espérez obtenir ? Une vision claire de vos objectifs à long terme peut vous motiver à persévérer même lorsque les défis se présentent.

En résumé, la persévérance est la pierre angulaire de la réussite dans l'adoption d'une alimentation saine sur le long terme. Elle vous permet de gérer les rechutes, d'apprendre en permanence, de célébrer les succès, d'ajuster votre approche lorsque cela est nécessaire, de maintenir la consistance, de trouver du soutien, et de garder en tête vos objectifs à long terme. N'oubliez pas que chaque jour est une nouvelle opportunité de progresser vers une meilleure santé et un bien-être accru.

Conclusion

Félicitations ! Vous avez parcouru un voyage passionnant à travers les méandres de la nutrition équilibrée pour une santé optimale. Au fil de ces pages, nous avons exploré les fondations de la nutrition, découvert les aliments à favoriser et ceux à éviter, plongé dans l'importance de l'équilibre émotionnel, et exploré comment la nutrition peut améliorer votre bien-être physique et mental.

La première étape est souvent la plus difficile, mais vous avez franchi ce pas avec succès en cherchant à améliorer votre alimentation. Continuez à construire sur cette base solide. Rappelez-vous que chaque petit changement compte. Commencez par des objectifs réalistes et atteignables, mesurez vos progrès, et restez flexible dans votre approche. En impliquant votre cercle social, en vous entourant de soutien, et en vous éduquant constamment, vous maximiserez vos chances de succès.

La clé pour maintenir une alimentation équilibrée et une santé optimale réside dans la persévérance. Ne laissez pas les rechutes vous décourager, mais apprenez d'elles. Célébrez vos succès, restez flexible et maintenez la consistance. Souvenez-vous toujours de votre vision à long terme, de la santé et du bien-être que vous aspirez à atteindre.

Votre voyage vers une alimentation équilibrée pour une santé optimale est un voyage continu, mais il est aussi l'un des plus gratifiants que vous puissiez entreprendre. Vous prenez en main votre santé et votre bien-être, et cela a des implications positives dans tous les aspects de votre vie.

Alors, continuez d'apprendre, de grandir et de prospérer. Vous avez en vous le pouvoir de créer une vie saine et épanouissante. Allez de l'avant avec confiance, détermination et la conviction que vous méritez le meilleur pour votre santé et votre bonheur. Votre avenir est lumineux, et votre chemin vers une alimentation saine est votre plus grand atout. Bon voyage vers une vie saine et équilibrée !

Votre avis fait la différence

Vous venez de parcourir « Nutrition équilibrée pour une santé optimale. »

Si ce guide vous a aidé à mieux comprendre comment nourrir votre corps et votre esprit, prenez quelques instants pour partager votre ressenti.

Votre avis compte vraiment : il aide d'autres lecteurs à découvrir ce livre et à adopter, eux aussi, une alimentation plus saine et plus consciente.

Chaque retour, même bref, contribue à faire connaître ce travail et à soutenir la création de nouveaux ouvrages bien-être accessibles à tous.

Scannez le QR code ci-dessous et laissez votre avis dès maintenant sur Amazon.

Un geste simple, mais qui a un grand impact.

Merci !

www.ingramcontent.com/pod-product-compliance
Lightning Source LLC
Chambersburg PA
CBHW050925260726

48660CB00001B/398

9 798860 378698